CONSIDÉRATIONS GÉNÉRALES

SUR

LES FIÈVRES

INTERMITTENTES,

CONTINUES ET REMITTENTES.

Ouvrage de M. Olinet qui se trouve chez le même Libraire :

RECHERCHES SUR LES CRISES, suivies d'un Essai sur la Constitution épidémique de 1817 et 1818, dans le canton de Montereau-Faut-Yonne. Paris, 1821, in-8.

IMPRIMERIE DE C. THUAU,
Cloître-St.-Benoît.

CONSIDÉRATIONS GÉNÉRALES

SUR

LES FIÈVRES

INTERMITTENTES,

CONTINUES ET RÉMITTENTES;

PAR M. OLINET,

DOCTEUR EN MÉDECINE DE LA FACULTÉ DE PARIS,
MÉDECIN DU BUREAU DE CHARITÉ DU CINQUIÈME ARRONDISSEMENT,
EX-CHIRURGIEN DE PREMIÈRE CLASSE AUX ARMÉES,
MEMBRE DE LA SOCIÉTÉ D'INSTRUCTION MÉDICALE DE PARIS,
DE L'ANCIENNE SOCIÉTÉ DE MÉDECINE DE LA MÊME VILLE,
DE LA SOCIÉTÉ MÉDICALE D'ÉMULATION, ETC., ETC.

Un médecin qui établit par de bonnes observations la cure des maladies les plus communes, fait beaucoup plus pour la société que celui qui ne s'attache qu'à des observations peu fréquentes, précieuses, il est vrai dans une collection académique, mais de peu d'usage dans la pratique.

ZIMMERMANN, *Traité de l'Expérience*, chap. III, pag. 217.

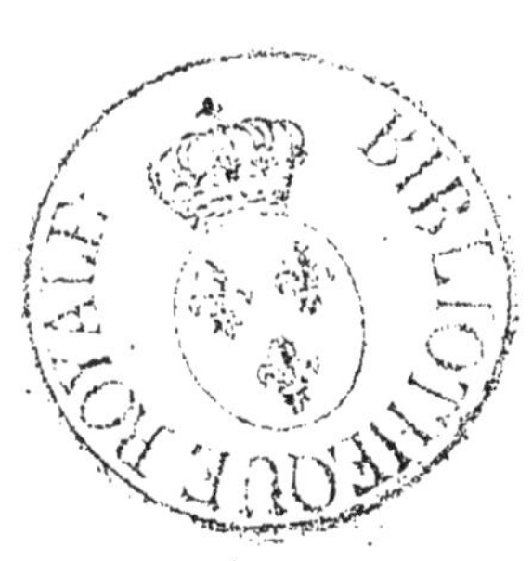

Paris.

J. B. BAILLIÈRE,

LIBRAIRE DE L'ACADÉMIE ROYALE DE MÉDECINE,

Rue de l'École de Médecine, nº 13 *bis*.

1829.

A mon Oncle

Félix-Antoine,

Négociant à Marseille.

Témoignage de vénération et de reconnaissance.

OLINET.

AVANT-PROPOS.

Les réflexions sur les fièvres, que je soumets à l'examen de mes confrères, ne devaient paraître qu'avec d'autres considérations sur les constitutions médicales. Mais en travaillant je me suis aperçu que plus j'avançais, plus il me restait à faire. Pour le Mémoire actuel, les principes que j'établis reposent bien sur un grand nombre de faits particuliers; mais l'exposition de ces mêmes faits est ici complètement inutile, parce que chaque médecin doit faire le même travail, afin d'établir lui-même les règles que je propose. Il n'en est pas ainsi pour l'autre ouvrage; il ne suffit pas d'exposer sèchement la nomenclature des maladies observées, il faut encore en donner une description exacte et précise, et mentionner les causes générales qui les ont précédées.

Je sais que ce travail offre de grandes difficultés; mais je suis tellement convaincu de son immense avantage, que je m'en occuperai sans relâche. S'il ne s'agissait que de publier des observations, je le ferais dès aujourd'hui; mais leur nombre ne manque pas en médecine, et doit s'accroître encore. Ce qu'il est essentiel de faire, c'est de grouper les faits; c'est d'en déduire des conséquences justes et utiles : pour cela, ne pas s'appesantir sur des individualités, ni se traîner péniblement sur chaque cas particulier; mais, à l'exemple d'Hippocrates, Sydenham, Lepecq de La Clorure, de Stoll, et d'un très-petit nombre d'autres, embrasser l'ensemble des affections morbeuses qui ont régné pendant un certain espace de temps, faire connaître exactement les caractères de la maladie dominante d'a près les règles que j'établis, fixer son traitement, et ne parler des autres maladies que pour faire sentir combien il importe de s'occuper de la fièvre, qui règne en même temps qu'elles, pour obtenir tous les succès qu'il est possible de désirer. C'est la conduite que je tiens depuis que j'exerce la médecine, et je suis de plus en plus convaincu de son avantage. En province, comme à Paris, je me suis occupé de suite de la connaissance locale des endroits habités par mes malades. Je me suis conformé au précepte du père de la médecine, qui dit : « Ainsi la première « chose que doit faire un médecin en arri- « vant dans une ville qu'il ne connaît pas, « c'est d'examiner avec soin son exposition « par rapport aux vents et aux différens levers « et couchers du soleil, parce qu'il y a bien « de la différence entre une ville exposée « au nord et celle qui l'est au midi, entre « une ville qui est exposée au levant et une

« qui l'est au couchant. » C'est avec la même attention qu'il doit examiner les lieux, le sol, le genre de vie des habitans. Le médecin qui sera instruit de toutes ces circonstances, ou du moins de la plupart d'elles, sera en état de bien connaître les maladies qui sont particulières à la ville où il arrive pour la première fois, ou qui sont communes à tout le pays, de manière qu'il ne sera ni embarrassé dans leur traitement, ni exposé aux erreurs que doivent naturellement commettre ceux qui négligent ces connaissances préliminaires. Je me suis donc occupé de ces connaissances, qui trouveront naturellement leur place dans le Mémoire que je publierai sur la constitution médicale qui règne.

Sydenham, avant de décrire les maladies qui ont régné les années dont il parle, fait en quelque sorte sa profession de foi médicale en parlant des affections aiguës en général. Cette manière de procéder me semble pleine d'avantages, et pour ceux qui lisent l'ouvrage, et pour celui qui l'écrit. C'est le moyen d'éviter tout équivoque, et d'être bien compris. C'est pourquoi je vais émettre quelques propositions que je prie de ne pas juger trop sévèrement, ne les proposant que comme de simples idées que le temps rectifiera, et qui jusqu'ici m'ont servi de guide dans la pratique de la médecine.

1°. Si la santé est l'exercice libre, facile et agréable de toutes les fonctions, il s'ensuit que l'altération d'une ou de plusieurs d'entre elles constitue la maladie. Celle-là est le résultat de l'action des organes qui n'agissent qu'en vertu des propriétés dont ils sont doués, propriétés qui ont reçu différens noms, dont le plus convenable me semble être celui de propriétés vitales, comme exprimant mieux l'idée que nous devons concevoir des lois de l'organisme animal. Celle-ci (la maladie) est de même le résultat et l'action des mêmes organes, mais altérés dans leur mode d'agir, altérations que nous n'apercévons que par les lésions des actions organiques. Ce sont donc ces propriétés vitales, quelle que soit leur nature, qui servent de lévier au médecin, pour agir sur les affections morbeuses, rétablir l'équilibre entre toutes les fonctions, et par conséquent la santé.

2°. En pratique, laisser de côté toute explication théorique sur l'essence des maladies. Ne s'occuper que des faits sensibles et patens, sans cependant rejeter complètement les théories, car celles-ci sont, dans l'art de guérir, ce que les éclaireurs sont à l'armée. Et de même que ces derniers ne gagnent pas les batailles, mais bien les masses, de même, en médecine, ce sont les faits qui constituent la science et non les théories. Elles l'éclairent, lui font faire des progrès; mais, pour atteindre ce but, il faut qu'elles expliquent les phénomènes (quand cela est possible) des maladies d'après les connaissances médicales : car sans ces connaissances, qui sont la médecine même, l'homme de l'art n'est que routinier, et ne fait que la médecine de symptômes, la plus meurtrière de toutes, en ce que la médication n'est dirigée que sur l'ombre de la maladie. Heureux le malade qui ne devient pas la victime de ces Don Quichottes de nouvelle espèce !

3°. J'ai parlé des propriétés vitales; j'entends par là les lois qui régissent l'être animé, particulièrement l'homme sain ou malade, lois d'après lesquelles l'individu naît, croît, perpétue son espèce et meurt. On ne peut les connaître que par leurs résultats. Mais chaque science n'a-t-elle pas également ses lois générales que l'on ne peut connaître que par leurs effets ?

4°. Toutes les maladies durant un certain espace de temps; afin d'en rendre l'étude plus facile, l'art a distingué plusieurs périodes qui chacune offre des phénomènes particuliers, et d'après lesquels il établit le pronostic et le traitement. Lorsque le retour de la santé est proche, de notables changemens ont lieu dans les fonctions sécrétoires, ce qui constitue les crises que j'admets, mais considérées comme l'effet de la terminaison de la maladie, et non comme la cause, ainsi que nos anciens maîtres le faisaient, et que beaucoup de modernes le font encore. A mes yeux elles sont un indice certain d'une prompte guérison; et, lorsqu'elles sont imparfaites ou incomplètes, elles annoncent le plus souvent que les efforts conservateurs de la nature demandent de l'aide, et c'est ce que fait le médecin instruit. La connaissance profonde des crises est donc de la plus haute importance en médecine; elles fournissent le moyen de connaître le présent et de prédire l'avenir. Je déclare donc que, pour moi, les crises sont incontestables, sans pouvoir affirmer qu'elles arrivent toujours de la manière indiquée par Hippocrates et ceux qui l'ont suivi; mais cependant elles ont lieu le plus souvent les jours désignés par le père de la médecine.

Je livre ces réflexions à l'examen de mes confrères. Je désire qu'elles soient examinées avec calme et sans prévention. Ami de la vérité, je la cherche, et, de quelque part qu'elle me vienne, je m'efforce d'en profiter. En exposant mon opinion sur des questions de médecine théoriques et pratiques, qui, suivant moi, doivent avoir une grande influence sur l'issue des maladies fébriles, et diminuer de beaucoup le danger qui les accompagne, je ne prétends pas qu'elles ne seront plus et à jamais mortelles ; une pareille idée serait au moins absurde, et prouverait l'ignorance de celui qui l'émettrait. De même, si j'ai parlé davantage du quinquina que de tout autre agent thérapeutique, c'est que ce médicament est généralement employé par tous les praticiens, et j'ai dû préférer cet exemple. Mais les réflexions qui le concernent sont applicables à tous les autres moyens que la médecine emploie. Comme je l'ai dit au commencement, ce Mémoire n'est que le prélude d'autres que je soumettrai de même au jugement de mes pairs. La calomnie ayant voulu me frapper, je devais fournir les moyens de me juger, et dire avec le poëte latin : *Suum cuique decus.*

CONSIDÉRATIONS GÉNÉRALES

SUR

LES FIÈVRES

INTERMITTENTES,

CONTINUES ET RÉMITTENTES.

CHAPITRE PREMIER.

Dès le commencement de ma carrière médicale, frappé de l'analogie qui existe entre les fièvres, quel que soit leur type, je me proposai de faire des recherches sur ce point de médecine. Mais vainement, dans l'immense quantité d'écrits publiés sur cette matière, je cherchai des considérations générales sur ces maladies, quelle que soit la forme sous laquelle elles parcourent leurs périodes. Nulle part je ne vis indiquée la similitude qui existe entre les unes et les autres, qu'elles soient intermittentes, qu'elles soient continues, légères ou graves. Tous les auteurs se taisent sur ce point; *Sydenham* seul ferait peut-être exception, mais ce grand médecin, si toutefois il a eu cette pensée, ne l'a pas développée; car il se borne à dire que les fièvres continues et intermittentes d'automne ne diffèrent que par le nombre de jours qu'elles durent, mais qu'au total c'est le même nombre d'heures. Ses réflexions ne sont même pas applicables aux maladies fébriles du printemps. Plus tard, les pyrétologistes ont bien rattaché les mouvemens fébriles quotidiens, tierces ou quartes, à leurs classes générales sur les fièvres; mais aucun n'a fait observer que le traitement des unes et des autres devait être essentiellement le même, à quelques légères modifications près, qui, loin d'infirmer la règle que je me propose d'établir, la fortifient; et bien plus, en méditant les travaux des praticiens, on demeure étonné qu'une vérité si utile n'ait pas été proclamée depuis long-temps; car, s'il est incontestable que les fièvres soient des maladies à peu près exclusives à l'espèce humaine, et malheureusement les plus nombreuses qui puissent la frapper, et les plus meurtrières de toutes celles qu'elle peut essuyer, nul doute que tous les moyens propres à rendre leur traitement plus simple, plus facile et plus certain, ne doivent être indiqués. Dans ce cas, le silence serait un outrage et un crime envers l'humanité. Néanmoins, un motif aussi puissant ne doit point faire oublier les inconvéniens majeurs qui pourraient résulter de principes faux, ou même vrais, mais mal interprétés. Je me suis donc efforcé d'être en garde contre des vues précipitées, qui, généralisant sur des données insuffisantes, et établissant des rapports entre des choses qui n'en ont aucun, qui se repoussent même, peuvent avoir les résultats les plus déplorables, et causer les regrets les plus amers. J'ai donc suivi les préceptes d'Hippocrates, qui voulait que l'on ne raisonnât que d'après les phénomènes. J'ai interrogé les faits consignés dans les archives de l'art, je veux dire les œuvres des praticiens les plus estimés par leur talent, leur véracité, leur candeur même. J'ai observé les maladies avec l'exactitude la plus soutenue; je me suis efforcé de suivre leurs périodes depuis l'invasion jusqu'à la convalescence parfaitement établie, et parvenue au point où la santé n'est même plus équivoque, et je suis resté convaincu que les fièvres, quel que soit leur type, ont les mêmes symptômes généraux, la même marche régulière ou irrégulière, le même mode de terminaison spontanée ou artificielle; et que, dans ce cas-ci, les choses contraires aux unes sont également nuisibles aux autres. Cette idée ne reçut aucun développement pendant que je pratiquai la chirurgie militaire; mais, depuis que j'exerce dans le civil, je m'en suis constamment occupé, et c'est du résultat de la comparaison des faits rapportés dans les auteurs, avec ceux que j'ai recueillis, que résultent les réflexions que je vais avoir l'honneur de vous soumettre. Étranger à tous les systèmes, à toutes les théories, je veux être simple narrateur et n'exposer que ce que j'ai vu, sans chercher comment et pourquoi ce que je voyais était ainsi : des questions d'une si haute importance ne doivent être agitées que par mes maîtres. Je déclare donc que je ne m'occuperai aucunement de la théorie, en un mot, de savoir si les fièvres sont essentielles ou symptomatiques, primitives ou secondaires; seulement, pour mettre plus de clarté dans ce que je vais dire, je suivrai la classification de la Nosographie philosophique, et ne parlerai que des fièvres que j'ai observées.

Lorsque l'on examine les maladies fébriles, on voit de suite que ces affections n'ont pas toutes la même manière d'être. Les unes, après avoir duré un nombre d'heures quelconque, cessent plus ou moins de temps, reviennent ensuite, cessent encore pour reparaître plus ou moins de fois, toujours avec les mêmes phénomènes morbides. De la longueur du temps apyrétique, qui est variable, résultent les types quotidiens, tierces, quartes, etc., avec toutes les modifications dont ils sont susceptibles : on les appelle *intermittentes* ou *périodiques* ; les autres parcourent leurs périodes d'un seul trait et n'offrent que des diminutions passagères dans le degré de force de leurs symptômes, mais sans aucune intermission ; elles ont reçu le nom de *continues*. Parmi ces dernières, et dans des circonstances inappréciables, il s'en trouve qui, chaque jour offrent l'apparence d'un accès de fièvre périodique, entée en quelque sorte sur une fièvre continue ; elles ont alors reçu le nom de *continues rémittentes*. Mais parmi les premières, les plus légères, les plus bénignes, se déclarent au printemps, et leur gravité, soit pour la violence des symptômes, soit pour le danger qu'elles font courir aux individus qu'elles frappent, semble augmenter à mesure que l'on s'éloigne de cette saison, et parvenir à sa plus haute intensité en automne, époque où la température est la plus irrégulière. Aussi les pyrexies intermittentes ont été distinguées, pour la première fois, je crois, par Sydenham, en vernales et automnales ; distinction de la plus haute importance. D'après mes observations, les fièvres continues me semblent également susceptibles d'être partagées en deux classes, si on les considère sous le rapport plus ou moins violent, plus ou moins dangereux des symptômes, quoique d'abord cette différence soit moins nettement établie et moins tranchée, et que les premières qui se déclarent surviennent plus particulièrement en été. Mais l'observation nous apprend qu'elles ne sont jamais aussi graves que celles qui paraissent soit en automne, soit en hiver; et comme je crois pouvoir bientôt démontrer que les pyrexies intermittentes et continues sont la même maladie à un degré différent, on distinguera donc celles-ci comme celles-là en vernales et automnales, ou en estivales et hivernales. Cette distinction existait de fait avant moi, mais elle n'est point établie comme règle, règle qu'il faut, je crois, regarder comme un *principe* incontestable et qui doit avoir les résultats les plus avantageux sur le traitement. Lorsque j'indique l'influence que les saisons exercent sur les fièvres, il faut se rappeler comment Hippocrates les considère, et ne pas croire que le médecin doive les voir arriver aux époques indiquées par les physiciens. C'est l'état de la température qui doit fixer toute son attention, parce que c'est *de lui* que résulte l'influence qu'elle exerce sur les affections épidémiques ou sporadiques, quelles que soient leur espèce et leur nature. Ainsi le printemps ne commence pas toujours du 20 au 23 mars, l'été du 20 au 23 juin; car souvent la température propre à ces deux saisons précède ou suit ces époques, auxquelles on doit d'ailleurs faire une sérieuse attention, puisque, suivant la remarque du père de la médecine, c'est aux équinoxes et aux solstices, que de notables changemens dans la constitution atmosphérique ont coutume d'arriver, et que ces mutations subites agissent puissamment sur les êtres animés sains ou malades.

Ayant annoncé que les fièvres étaient toujours une même maladie à un degré différent, pour s'en convaincre, il suffit d'observer avec l'attention la plus exacte les maladies fébriles intermittentes et continues, et de les comparer entre elles. On remarque de nombreux rapports, rapports qui sont si positifs que le doute ne paraît pas même possible; en effet, soit que nous examinions individuellement les fièvres d'accès et celles qui sont continues, ou toutes les premières d'une saison et les secondes de la saison correspondante, nous trouvons que les unes et les autres ont absolument le même mode d'invasion, la même marche régulière ou irrégulière, et la même terminaison, soit que la nature triomphe seule de la maladie, et rétablisse l'équilibre entre les fonctions et par conséquent la santé, soit que l'art produise cet heureux résultat. On verra de suite, en effet, que les fièvres intermittentes printanières, sous le rapport de leur diagnostic et de leur pronostic, ressemblent parfaitement aux premières pyrexies continues qui se déclarent; que les unes et les autres qui paraissent plus tard sont encore semblables; enfin que celles de la première espèce qui sont propres à la saison automnale, et qui offrent le degré le plus intense des maladies de leur type, sont en tout pareilles, malgré leur forme, aux continues, qui se manifestent en automne et en hiver; et de même que, parmi les périodiques, plusieurs peuvent être ataxiques ou pernicieuses, également parmi les autres, plusieurs pourront être malignes ou putrides, ataxiques ou adinamiques. Le nombre de celles qui seront graves pourra ne pas être tout-à-fait le même dans les unes et dans les autres, ou des variétés qui n'existaient pas le mois ou les mois précédens pourront survenir; mais ces nuances seront peut-être le résultat d'une variation rapide dans la constitution atmosphérique, trop peu durable pour changer la nature de la maladie, assez prononcée néanmoins pour marquer son passage. Bien plus, on verra souvent des maladies fébriles intermittentes, d'abord légères, devenir plus graves par suite d'un traitement intempestif, ou d'incurie complète, finir par être tout-à-fait continues, et parcourir régulièrement leurs périodes comme celles qui débutent sous cette forme; et de même on voit très-fréquemment celles qui sont continues devenir rémittentes et finir par de véritables accès périodiques. Cette mutation est une preuve incontestable de la similitude de ces maladies, car la nature dans tous ses actes, ne réunit jamais ce qui est disparate; et pourquoi donc, dans cette circonstance, s'écarterait-elle de ses lois fondamentales?

Cette mutation que je viens d'indiquer est démontrée par trop de faits pour ne point être admise. On lit dans M. Stoll, année 1777, mois de juin: « Pleræque biliosæ febres atque etiam illæ quæ thoracem peculiariùs invaserant cum et sine sanguinis sputatione, remediis solventibus, salinisque et motâ pluriès emeto catharti in intermittentes *abiverunt*.

« Paucissimæ fuerant originariæ intermittentes. »

Dans le mois de juillet, même année: « Febris biliosa æstatis hoc mense variis symptomatibus ludere et varias *in hominibus* variis afficere visa est. »

« Hinc phrenitides, ophthalmiæ, parotides, strumæ, anginæ, peripneumoniæ, pleuritides, hemoptoë (quæ hoc mense frequentior, quàm aliis fuerat hujus annis temporibus) dolores rheumatici, tumoresque ad carpuum et genua; vomitiones item bilis spontaneæ, colicæ, diarrhææ, dissenteriæ, urinæ difficultates, febres continuæ, remittentes, intermittentes, etc., etc., grassabantur...... »

J'ignore si les fièvres intermittentes précédèrent ou suivirent celles qui régnèrent à l'automne. Tissot, dont le talent brille d'un si vif éclat dans la description qu'il nous a laissée de cette épidémie bilieuse, n'en dit pas un mot. Son silence résulte sans doute de ce qu'il n'a voulu faire que la monographie de la fièvre bilieuse, et ce silence me semble d'autant plus probable qu'il ne parle aucunement des autres maladies qui avaient régné avant l'épidémie ou qui vinrent après elle. Je n'ai pas lu l'ouvrage de Finke, et Pinel, dans sa Nosographie, n'en dit rien non plus. La réflexion que j'ai faite à l'égard de Tissot est applicable à ces derniers, qui comme lui n'ayant pas décrit la constitution médicale des années durant lesquelles les fièvres méningo-gastriques ont régné, n'ont exclusivement parlé que de ces dernières. Mais je peux invoquer des faits plus récens, car chaque confrère peut interroger ses souvenirs, et se rappeler qu'après les chaleurs excessives et subites de l'été de 1818, les fièvres qui se déclarèrent offraient les caractères des pyrexies bilieuses; et, chose remarquable, cette année, beaucoup de ces fièvres ressemblaient à celles que M. Stoll observa en 1777, en ce qu'elles se présentaient sous l'apparence de fluxions de poitrine ou de catarrhes pulmonaires, beaucoup plus fréquens chez les enfans. Rarement j'ai tiré du sang; presque dès le troisième jour je donnais du quinquina depuis douze grains à un gros, bouilli dans quatre onces d'eau. Le sulfate de quinine m'a paru nuisible, et augmenter les accidens, et même convertir l'affection en continue. Dans la même maison, à la Petite-Villette, les deux fils de M. Cottin, Md. plâtrier, furent malades; l'un, âgé de cinq ans, très-fort, d'un tempérament sanguin, tousse l'après-midi, transpire, s'endort, et le lendemain est assez bien jusqu'à deux heures que l'accès revient. Trois potions d'écorce du Pérou suffirent pour le guérir. Vers la mi-mars, retour de la fièvre, mais cette fois tierce; l'enfant vers onze heures du matin pâlit, tousse légèrement et sèchement, s'endort et se réveille deux heures après pour jouer. Un scrupule d'écorce péruvienne pris en deux fois arrêta les accès. Son frère, âgé de trois ans, d'un tempérament lymphatique, éprouva, en février, les mêmes accidens; mais, chez lui, la congestion vers le poumon m'obligea de recourir aux sangsues sur le côté, après quoi le même traitement fut suivi avec le même résultat; mais il fallut insister plus long-temps sur son usage et augmenter la dose, et encore la convalescence dura plusieurs jours de plus que chez son frère. Il en fut de même à l'égard de monsieur et madame Cottin, et d'après les mêmes causes, c'est-à-dire, le tempérament. Chez le premier, la fièvre cessa de suite et ne revint pas, et chez madame, elle fut plus rebelle et récidiva plusieurs fois.

M. Gau, entrepreneur de vidange, habitant

la grande Villette, rue Notre-Dame, m'offrit un exemple remarquable d'une fièvre continue. Appelé le huitième jour de sa maladie, je le trouvai couché en supination, les jambes relevées et écartées, facies noirâtre, bouche sèche et fuligineuse, ainsi que les dents et la langue; soif, mais le malade ne demande pas à boire; nausées, respiration fréquente, facile; toux très-rare, grasse; pouls fréquent, petit; ventre gros, renitent, indolent, constipation; urines rares, rouges, crues; assoupissement, peau humide, chaque jour deux redoublemens, matin et soir, suivis d'un peu de perspiration. Je fis cesser le traitement. Vésicatoires aux jambes, tartre stibié 4 grains, qui procurent de nombreuses évacuations par haut et par bas; quinquina 24 grains, qui rendent l'exacerbation du soir moins forte. Les jours suivans, j'augmente la dose jusqu'à un gros et demi, pour prendre moitié le matin et moitié la nuit L'amendement est rapide; la fièvre n'offre plus de danger le treizième jour que je supprime l'écorce péruvienne, je finis par purger plusieurs fois le malade, qui rend beaucoup de bile; et ses urines, qui étaient devenues crues et limpides, deviennent foncées, avec énéorème, et enfin un dépôt briqueté, une transpiration générale et d'autres très-bons signes, annoncèrent le dix-septième jour la convalescence, qui fut rapide.

Dans le mois d'avril de cette année, je soignai, toujours à la Villette, les deux enfans de M. Harmelle jeune. La petite, plus gravement attaquée, fatigua beaucoup plus madame sa mère, qui les soigne quoique enceinte de plus de six mois. Mais enfin cette dame, hors d'inquiétude, lave sa chambre, se fatigue beaucoup, et éprouve une violente colique, avec diarrhée, douleurs vives au sacrum et à l'anus entouré d'hémorrhoïdes, douleurs qui bientôt envahissent tout le ventre, avec des contractions utérines qui se répètent souvent et font horriblement souffrir, surtout dans le membre inférieur droit. Je commençai le traitement anti-phlogistique qui fut confirmé par M. le professeur Marjolin, appelé en consultation. L'orage s'apaisa, et la fièvre continue marchait régulièrement, lorsque, le neuvième jour à six heures du soir, sans cause connue, la malade se plaignit seulement d'être étourdie, agitation extrême, vision, délire, extase. A minuit, calme; légère transpiration des parties supérieures. Le lendemain, retour des mêmes accidens, mais de meilleure heure. Je quitte les calmans que j'avais prescrits, et les remplace par un demi-gros de quinquina. Troisième redoublement à peine marqué; la malade se plaint seulement d'éprouver des étourdissemens chaque fois qu'elle fait quelques mouvemens. Les deux jours suivans, même prescription, diminuée d'un tiers;

retour de l'état antérieur, mais la douleur de la cuisse droite devient une véritable sciatique, qui céda aux vésicatoires rubéfians appliqués sur le membre.

Le 11 de mai la petite de M. Chertier, marchand épicier, faubourg Saint-Martin, n. 123, âgée de quatre mois, nourrie par madame sa mère, se portant très-bien et étant très-forte, éprouva un peu de rhume; le 12, la fièvre survint, augmente le 13, surtout la nuit, que l'enfant est plus malade, et refuse de téter; le jour, assoupissement. Le 14, je vois cette petite; respiration gênée, fréquente; toux fréquente, catarrhale, râle muqueux dans la poitrine, surtout à droite; pouls très-fréquent, légère constipation; issue de beaucoup de vents par le bas : deux sangsues à la pointe de chaque épaule, qui saignent beaucoup, surtout celles du côté gauche. Dans le jour difficulté d'avaler, amygdales rouges, gonflées : deux sangsues à cette partie; déglutition dès-lors facile. Cataplasmes sur toute la poitrine; sirop d'ipécacuanha et ipécacuanha en poudre, plusieurs fois dans la journée, qui procurent deux vomissemens muqueux médiocres. Le lendemain, assoupissement; vésicatoire au bras droit. sinapismes aux jambes. A quatre heures après midi ce traitement est approuvé par M. Jadelot.

Le 15 mai, une sangsue sur le côté droit.

Depuis minuit jusqu'à quatre heures froid glacial, toux ferme, ensuite chaleur, sueur, calme. Le matin, 16, fièvre assez forte pendant trois heures, alors froid glacial qui dure jusqu'à six, pouls misérable, d'une fréquence extrême, qui ne permet pas de le compter, toux, etc. Je fais placer la petite près du feu et entourer de linges de laine chauffés ; vésicatoire sur le côté droit de la poitrine : nuit assez tranquille.

Le 17, sixième jour, lavement de quinquina d'un gros et demi pris en deux fois, peu gardé ; garde-robes glaireuses ; journée bonne. M. Jadelot voit l'enfant, approuve le nouveau traitement. Le soir, crainte d'un accès la nuit, un grain de sulfate de quinine dans deux onces d'eau avec une goutte de laudanum, pris en lavement ; nuit excellente. Le 18, la petite est très-bien : nouveau lavement qui détermine le sommeil pendant vingt-quatre heures. Je le cesse alors, et reprends deux jours encore le quinquina en poudre à dose moindre. La guérison est assurée et la petite se porte très-bien.

Si, de cette classe de fièvre, je passe à celle qui suit, je trouve le même résultat, et peut-être d'une manière encore plus précise. Ainsi lorsque l'on réfléchit sur la marche de l'épidémie muqueuse de Gœttingue, on reste pleinement convaincu que la maladie était *une et identique*. Voici ce qu'on lit dans un ouvrage justement estimé et qui a placé ses auteurs parmi les médecins les plus distingués : « Jam medio julio 1760, *febres intermittentes* modò benignæ et regulares, modò malignitatæ stipatæ et larva continuârunt latæ, notabantur. »

« Longè frequentiores atque majori vehementiâ grassabantur mense augusto, simplices, duplices febres, precipuè ex *intermittentes continuæ*, et potissimùm quotidianæ, malignæ, diversi modo solutæ. Aliæ præterea vario modo irregulares quotidianæ, tertianæ, interdùm adeò rebelles, *ut nec ipso specifico domari* potuerint...... Passim dyssenteria caput extulit, sed sporadice tantùm et mitior. Frequentia etiam tormina et alvi profluvium ipsis febribus intermittentibus juncta fuerunt. ». Le mois suivant, la fièvre périodique diminua considérablement, et la dysenterie augmenta beaucoup : « Porrò mense octobri una vel altera *ephemera* plurium dierum, tumore labii oris et odontalgiâ, vel relapsu in aliam diariam soluta, quæ typum hemitriteum non obscurè expressit. » Le mois de novembre, la maladie qui s'était montrée chez les enfans régna, et à la fin du même mois la maladie muqueuse parut pour devenir dominante les mois suivans, et dans sa plus grande vigueur. Enfin, dans le mois d'avril 1761 : « Circà hoc temporis copiosè rursus intermittentes vernales occurrunt, variæ indolis, ut plurimùm tamen benignæ. Subsequente maio, febris mucosa, eademque recidiva, *in veram intermittentem* transit. Subindè inter simulacra pluretica primum stadium decurrit, et tota febris typeum hemitriteum emulatur....... Appetente autumno *redit* intermittentium cohors, in universum vero pejoris indolis sunt, quam vernales, multoties, malignæ, soporosæ, etc. » La constitution médicale, qui, l'été, avait déjà changé, annonça la fin complète de la maladie épidémique, qui fut remplacée par d'autres affections.

Lorsque l'on médite ce que je viens de transcrire de Rœderer et Wagler, plusieurs choses sont dignes de fixer vivement l'attention. On voit déjà que, vers le milieu du mois de juillet, les pyrexies périodiques sont très-irrégulières, que plusieurs paraissent continues. Le mois suivant leur gravité augmente encore, et les plus dangereuses sont celles qui n'ont plus leur caractère d'intermittentes. Au mois d'octobre de la même année la fièvre continue se déclara, mais éphémère, légère. Les mois suivans elle devient la maladie dominante, et sa gravité la rend funeste à beaucoup de malades. Enfin, en avril 1761, les fièvres d'accès, et dans le mois de mai l'affection continue, *in veram intermittentem transit.* Comment ne pas croire que ces fièvres ne différaient que par la forme, puisqu'elles changeaient souvent de type ? N'est-il pas probable que la cause qui déterminait la pyrexie à n'être d'abord que périodique, augmentant d'intensité, la rendait continue pour revenir plus tard intermittente, lorsque cette cause agissait moins puissamment ? Je n'examinerai pas ici comment et pourquoi l'effet que je signale arrive; car si l'on me demandait comment et pourquoi, dans les mêmes lieux et au même moment, des individus sont frappés, les uns d'une fièvre périodique et les autres d'une fièvre continue, je répondrais que cette différence est le résultat de la diversité des idiosyncrasies, qui fait que les unes résistent plus que les autres aux mêmes influences maladives.

CHAPITRE II.

Quelle que soit ma conviction, je ne puis réunir trop de preuves pour faire sentir la similitude des maladies fébriles ; il me reste donc à prouver que les unes et les autres réclament la même méthode curative. Les preuves ne manqueront pas; voici ce qu'on lit dans Sydenham, n. 126: « Je ne sais si les principes que j'établis paraîtront aux autres fondés en raison; pour moi ils me paraissent tels. Ainsi, on n'aura pas sujet d'être étonné, si en conséquence je ne propose pas d'autre méthode pour le traitement des fièvres intermittentes d'automne, que celle qui semble devoir être employée dans les continues, pour que la dépuration se fasse comme il faut; car les premières ne diffèrent en rien des secondes, si on regarde les moyens dont se sert la nature pour l'évacuation de la matière fébrile, je veux dire la fermentation qui s'achève dans un certain espace de temps. Je ne disconviens pas néanmoins que les intermittentes ne diffèrent beaucoup des continues, et les unes des autres, par rapport à leur espèce et à leur nature. » Ces dernières lignes nous montrent cet auteur entraîné malgré lui, et malgré le témoignage de son observation clinique, par les théories qui régnaient. Sans elles, les vérités que je veux établir, et qu'il avait pressenties, il les aurait établies lui-même.

Ce que Sydenham n'a fait qu'effleurer, M. Stoll le démontre jusqu'à l'évidence la plus complète. On lit à la suite de ce que j'ai cité ces paroles remarquables : « Mirifica varietas symptomatum, sed ab unicâ versipelli bile profecta. » (Juillet.)

« *Una eadem que* ferè methodus *uni atque eidem caussæ* opponebatur, quiscumque fuerat symptomatum variantium lusus. » En s'exprimant de la sorte, ce praticien célèbre publiait le résultat de son observation clinique, et ce n'est pas sans intention qu'il a employé des lettres italiques pour certains mots. Dans la monographie de Gœttingue, nous serons encore convaincu de l'existence de cette identité, qui exige une méthode uniforme de traitement, car nous voyons que les fièvres périodiques du mois d'août, « interdùm adeò rebelles, ut nec ipso specifico domari potuerint. » L'on conviendra sans doute que le mot *specifico* se rapporte au traitement ordinaire des affections intermittentes; que ce traitement consiste dans les amers, et que parmi eux le quinquina tient le premier rang. Or, dans la circonstance actuelle, ces moyens devaient échouer, d'abord contre la périodicité, et en second lieu devenir nuisibles à cause de la nature de la maladie ; aussi c'est ce qui est arrivé, car ces mêmes auteurs ajoutent : « Hùnc raro transierunt in morbos lentos, aliquoties in hydropem lethalem. Satis frequens *hydrops*. Maximè inter vetulas ex morbo chronico prægresso. » Lorsque les fièvres intermittentes étaient régulières, la médication accoutumée dans les cas simples devait suffire ; je le crois d'autant plus facilement, que les toniques, et parmi eux le vin, augmentaient prodigieusement la gravité de celles d'automne, déjà plus intenses. « Quædam per largiores potùs vinosi haustus in veram putridam pessimam degenerarunt. »

Nous n'en serons pas étonné, si nous nous rappellons que les pyrexies périodiques automnales sont les plus intenses de leur espèce ; qu'elles exigent les mêmes considérations que celles qui sont continues, et qu'il faut traiter les unes et les autres par les mêmes moyens. Or, la conduite de ces médecins est tout-à-fait opposée, et ceci nous explique pourquoi ces maladies étaient si dangereuses. Une simple réflexion sur le traitement de la maladie muqueuse, continue dans ses différens degrés, ne laissera aucun doute, et la seule surprise que l'on éprouvera sera de voir Rœderer et Wagler, après avoir dit, dans leurs généralités sur l'épidémie, que la fièvre intermittente était la *mère* de la dysenterie et de la fièvre continue, n'aient pas conclu de leur *analogie*, qu'elles réclamaient le même traitement à quelques légères exceptions. C'est ainsi que les fièvres intermittentes vernales de 1822 offrirent, de plus que les années précédentes, des signes de congestions, d'excitations locales. Plusieurs de ces fièvres étaient larvées et circonscrites dans un organe ou une partie quelconque du corps. Dans ces cas le traitement général subissait des modifications : aussi, avant de prescrire les préparations de quinquina, il fallait appliquer localement des sangsues. Si l'irritation était abdominale, on pouvait les placer au siége : eh bien ! les maladies continues offrirent les mêmes phénomènes ; aussi, avant le traitement général, fallait-il recourir aux saignées locales ; et, comme dans ce cas l'irritation était plus vive, il était souvent indiqué d'ajouter des moyens propres à seconder l'effet du premier. L'année dernière, 1828, m'offrit également quelques fièvres intermittentes avec irritation locale. La plus remarquable est celle que j'observai chez madame Moussy jeune, grènetière à la petite Villette. Cette jeune dame se plaignait d'une douleur d'abord légère dans l'oreille, qui bientôt augmentant devenait atroce, troublait toutes ses fonctions et la privait de sommeil. Des sangsues et un vésicatoire localement, des bains entiers, à cause de quelques symptômes nerveux, des calmans à l'intérieur, calmèrent si peu que je prescrivis de suite le quinquina, qui à la seconde dose arrêta l'accès. Dans cette circonstance je brusquai la médication, une congestion cérébrale imminente à chaque accès, me faisait craindre les suites les plus funestes pour la malade. Au mois de juillet, même année, une jeune dame, habitant la même maison, éprouva une fièvre tierce, pernicieuse, dont le symptôme grave était une céphalée des plus atroces, accompagnée de délire, de gémissemens douloureux, qui me peignirent d'autant plus vivement les souffrances de la malade, que sa santé souvent altérée, je ne l'avais jamais entendue se plaindre. Des sangsues placées derrière les oreilles, dont les piqûres saignèrent beaucoup, des topiques froids sur la tête, des sinapismes ne calmèrent pas; vingt-quatre grains de sulfate de quinine n'ayant rien produit sur le troisième accès, je refusai tout traitement autre que celui que j'adoptais; mais je portai moi-même le médicament de Paris et en fis prendre trente-quatre grains, qui prévinrent le quatrième accès, qui manqua complètement, fut remplacé par un peu de malaise, et bien qu'un des enfans de la malade ait été gravement brûlé et en danger de perdre la vie, la pyrexie ne revint plus. Cette dame purgée suffisamment se rétablit complètement. Le fébrifuge fut repris, afin de prévenir les rechutes, qui semblaient vouloir arriver le quatorzième et le trentième jour, époque qui fut remarquable en ce que madame offrit seulement alors l'amaigrissement et la pâleur qui suivent une maladie très-périlleuse et très-rapide. Après le troisième accès, je refusai de saigner cette jeune dame, quoiqu'elle m'en priât ainsi que d'autres personnes qui l'entouraient, et je ne doute pas que, si j'avais cédé, la fièvre pernicieuse, déjà très-grave de sa nature, ne le fût devenue bien davantage. Voici un exemple qui ne laissera aucun doute sur cette vérité, déjà reconnue depuis si long-temps.

M. Lepeltier, cocher de madame Boscary de Vilplaine, habitant le château de Lagrange depuis quelques mois, éprouva ce qui suit et que je copie textuellement.

M. Lepeltier est malade depuis mardi 28 octobre, d'un point de côté situé sous l'omoplate droite; douleur aiguë, respiration courte et pénible. Cataplasmes émolliens sur le point douloureux, diète, repos et quelques boissons adoucissantes. 29 et 30, amélioration, continuation du même moyen. 31, douleurs plus vives, quelques sangsues sont appliquées.

Le 1er novembre, amélioration.

2 id., accroissement de la douleur, saignée du

bras; le soir, vésicatoire *loco dolente;* le sang ne présente rien d'inflammatoire ; respiration meilleure, mais persistance de la douleur, quelques crises nerveuses surviennent, l'on saupoudre le vésicatoire avec douze grains d'acétate de morphine ; calme de quelques heures, nouvelles crises nerveuses. Ventouses scarifiées, point de soulagement; laudanum liquide sur le vésicatoire, très-peu de mieux; administration de lavement et d'un bain entier, suivi d'un grand calme ; potion calmante, toutes les heures une cuillerée à bouche.

Je n'ai jamais reconnu d'état fébrile, ce qui me ferait penser que la douleur n'affecte que le système nerveux.

J'ai l'honneur, etc.

Je ne vis le malade que le mercredi, dans la nuit du 5 au 6 novembre. Après avoir lu ce que je viens de transcrire, je réfléchis, d'après l'état actuel du malade, qu'il éprouvait une fièvre intermittente pernicieuse, qu'il fallait se hâter de suspendre, sans quoi la perte de M. Lepeltier était certaine pour le jour suivant. Ainsi donc, les trois premiers jours, accès léger ou simplement malaise.

Le 31 octobre, accès marqué, sangsues.

Le 1er novembre, accès un peu moins fort.

Le 2 id., il augmente beaucoup; saignée suivie de l'augmentation des accidens, délire.

Le 3 et 4, même phénomène, malgré les vésicatoires et les ventouses.

Dans la nuit, je trouve le malade couvert de sueur, d'une agitation extrême, craignant d'étouffer, faisant de grands efforts pour s'échapper de son lit, éprouvant de fréquentes syncopes, pouls fréquent, serré, respiration entrecoupée, toux rare, déchirante, mais seulement dans les parties molles, face d'une pâleur et d'une maigreur extrêmes, ventre souple, urine rare, rouge. J'appris de plus que chaque matinée il y avait une notable rémission, que la douleur était presque disparue, et que ce n'était que successivement qu'elle augmentait au point d'effrayer le malade. J'ordonnai de suite la suspension de la diète, je fis donner un bouillon, un peu de vin de Bordeaux et vingt-quatre grains de sulfate de quinine, à prendre par quatre grains toutes les heures; je rassurai le malade et la famille, et je partis. Voici ce que sa femme m'écrivit : « Après le départ de M. Olinet, Louis a sué jusqu'à deux heures et demie; à trois heures un quart, nous l'avons changé de linge; il était d'une faiblesse extrême, mais sans sa douleur; à quatre heures du matin, après la troisième prise de quinine (douze grains), sommeil paisible jusqu'à six, qu'il prend la dernière dose; nouveau sommeil jusqu'à neuf heures, que le médecin ordinaire trouve un peu de fièvre, mais sans aucune douleur dans le corps ; le malade se rendort jusqu'à quatre heures et demie, que l'on fait prendre quatre grains de quinine et un bouillon, suivi de sommeil jusqu'à dix heures du soir, qu'une légère douleur se fait sentir dans le côté et réveille le malade, douleur que M. Lepeltier trouve grasse, douce, avec expectoration, légère céphalalgie, urine rare, dépôt ; la constipation persiste dans la journée, M. Lepeltier prit encore vingt grains du même médicament, du bouillon et un peu de vin.

Le samedi 8 novembre, l'accès manqua, le même fébrifuge fut continué à dose décroissante, la convalescence fut longue, et une gêne incommode persista bien deux mois dans le côté, siége de la douleur primitive.... Je m'abstiens de toutes réflexions, mais il est évident que la saignée fut nuisible, que seulement alors la fièvre d'abord simple devint pernicieuse, et mit le malade dans un extrême péril. J'ai fait la même remarque cette année sur l'effet des émissions sanguines, dans les maladies fébriles, périodiques, masquées, sous l'apparence de phlegmasies locales. J'en parlerai lorsque je publierai la constitution médicale actuelle.

Ayant annoncé que je ne voulais écrire que sur ce que j'avais moi-même observé, et ne raisonner que d'après les faits que j'avais recueillis, je ne parlerai nullement des fièvres angiothéniques, adynamiques ou ataxiques, bien moins encore de la peste. Quelques observations de fièvres inflammatoires, périodiques ou continues, que je pourrais citer, ne suffisent pas pour établir une règle générale. Quant aux deux autres maladies, je ne les ai jamais vues primitement telles ; toujours l'affection s'était montrée sous une autre forme, et l'état adynamique ou ataxique était consécutif et survenait plusieurs jours après l'invasion.

CHAPITRE III.

Comme il est incontestable que la médecine est d'autant plus salutaire que les moyens qu'elle emploie, sont plus propres à produire les résultats que la nature aurait elle-même déterminés, si ses efforts avaient surmonté la maladie; pour atteindre le but que je me suis proposé, il me reste à tracer les règles du traitement des maladies fébriles, périodiques et continues; basé sur les phénomènes morbides, règles sans lesquelles l'obscurité qui règne sur ce point de médecine pratique ne serait nullement diminuée et mon travail complètement inutile. Après avoir signalé les traits ressemblans des unes et des autres, montré que l'invasion, la marche et la terminaison spontanée ou artificielle sont les mêmes dans les deux formes de ces maladies, je vais donc indiquer la méthode curative qu'il faut employer et les principes qu'il faut observer. Cette partie sans laquelle les autres seraient sans utilité, ne se trouve indiquée nulle part dans les auteurs, au moins d'une manière spéciale. Les passages que j'ai rapportés indiquent seulement que l'art a traité avec succès les unes et les autres par des moyens thérapeutiques semblables, mais le vague de ce précepte produit une incertitude d'autant plus pénible, que dans la médecine les erreurs ne sont pas indifférentes, et peuvent être suivies d'accidens plus ou moins graves, et même mortels. Cette partie de mon Mémoire subira des modifications plus ou moins considérables, selon chaque médecin, parce qu'ici je n'ai de guide que moi-même, et que je ne vais l'établir que d'après ce que j'ai observé. Or, les maladies pouvant être modifiées plus ou moins par les lieux où elles se développent, il est évident que, là où les circonstances ne sont pas les mêmes, les effets qu'elles produisent doivent offrir des nuances, des variétés, et même des modifications qui devront fixer l'attention des gens de l'art. Un autre motif doit encore guider dans le traitement et lui faire éprouver plus ou moins de changemens, c'est que tous les médecins, quoique faisant usage des mêmes remèdes, ne les prescrivent pas de la même manière. C'est une expérience individuelle, locale, qui occasionne cette diversité. Je peux citer pour preuve le quinquina. Quelle différence n'existe-t-il pas dans le mode de le faire prendre? Croit-on que ce soit l'effet du hasard? On ne le pensera certainement pas, ou il faudrait être tout-à-fait étranger à la médecine, et ignorer l'influence des localités, influence que le médecin doit connaître, et qui lui indique comment et pourquoi il faut que lui-même ordonne tel médicament et de telle manière, plutôt que de suivre celle indiquée par une autre praticien qui en retire néanmoins les meilleurs effets. Sans cette connaissance, l'expérience des autres est perdue, tandis que dans le cas contraire elle sert de fanal pour indiquer les écueils qu'il faut éviter; et de même que la philanthropie fait élever des phares lumineux sur les plages périlleuses, pour annoncer aux navigateurs qu'ils doivent fuir ou faire naufrage, sans indiquer directement la route qu'il faut qu'ils prennent; de même, l'art de guérir a des méthodes générales de traiter les maladies qu'on ne peut enfreindre sans s'exposer au plus grand danger, mais que l'on peut exécuter de diverses manières, et avec un égal succès; ce qui constitue les indications thérapeutiques bien différentes de *l'occasio præceps* d'Hippocrate. Ainsi donc, dans tout ce qui va suivre, c'est une règle générale de traiter les fièvres, que je vais établir, et qui subira les changemens que ces maladies exigeront.

La distinction précédemment établie des fièvres, en printanières et automnales, est d'une utilité très-précieuse dans la pratique, comme l'observation le prouve annuellement; et cette utilité même est une preuve incontestable de la bonté de cette classification. Si elle n'existait pas dans la nature même des maladies, depuis longtemps, les faits l'auraient plongée dans l'oubli, et toute l'autorité des grands noms qui l'ont établie n'auraient pu l'en préserver. Il suffit, en effet, d'observer les affections fébriles pour remarquer de suite que celles qui se déclarent au printemps sont infiniment moins graves que celles qui surviennent plus tard, et surtout en automne; la plupart sont même si légères, que, avec l'attention d'éloigner tout ce qui pourrait être nuisible, elles guérissent sans autre secours. Quelquefois cependant elles exigent un traitement actif, traitement qu'il est encore plus strictement nécessaire de suivre en automne. Hippocrates, que l'on ne saurait trop méditer, recommande de bien étudier les fièvres dominantes automnales, parce que ce sont elles qui donnent leur nom à la constitution médicale, et qui tiennent toutes les autres affections morbeuses sous leur dépendance. Sans contester la justesse pratique de la conclusion de ce précepte, je crois que, pour bien saisir le caractère des pyrexies, il faut, au contraire, les observer dans leur degré le plus simple, par conséquent au printemps; continuer de les soumettre à un examen sévère à mesure qu'elles deviennent plus fortes, jusqu'au degré le plus intense qu'elles puissent atteindre, celui de *continues*. Alors on procède du simple au composé; la fièvre intermittente la plus bénigne est le premier point du cercle que le médecin se propose de parcourir : par elle, il se rend compte des phénomènes morbides, de la cause qui les produit, et trouve plus facilement par quels moyens l'art peut efficacement les combattre. C'est ainsi qu'en 1821, les fièvres périodiques que j'observai étaient accompagnées d'irritations locales plus ou moins fortes. Craignant que les amers, le quinquina, ne déterminassent des accidens, je jugeai nécessaire de combattre directement ces congestions, en tirant du sang : je vis plusieurs fois les accès diminuer et cesser promptement, sans autre moyen. Lorsque cette heureuse terminaison n'avait pas lieu, je passais le sulfate de quinine, à une dose plus ou moins forte, selon le caractère de la fièvre. Partant de ce que j'avais observé, toutes les pyrexies continues que je vis avec des signes d'irritation furent traitées d'abord par des évacuations sanguines; et lorsque la maladie, par la violence de ses symptômes, ne paraissait pas devoir céder aux moyens simples qui me réussissaient, au printemps, dans les accès intermittens, alors, les comparant aux maladies périodiques automnales, je les combattais par les préparations de quinquina, et toujours avec succès. Les mêmes motifs qui, dans le traitement des premières, me faisaient retarder la prescription de l'écorce péruvienne jusqu'à ce que l'irritation fût abattue, me guidaient dans la médication des secondes. Les années précédentes, j'avais suivi une conduite semblable dans le traitement des fièvres périodiques et continues. Les premières exigeaient les évacuans suivis immédiatement du quinquina, sans quoi les accès ne diminuaient pas, et même allaient en augmentant : un très-petit nombre cessaient après les évacuations spontanées, mais les rechutes étaient plus fréquentes; et, dans le cas de guérison, ce qui était infiniment rare, la convalescence, par sa longueur, équivalait à une seconde maladie. Guidé, par l'observation, comparant les affections fébriles continues aux intermittentes, je vis de suite qu'elles céderaient difficilement aux amers et aux évacuans : aussi fus-je forcé de prescrire l'écorce du Pérou; je n'en ai pas vu résulter le moindre inconvénient : cette médication était même tellement nécessaire pour dompter la fièvre continue, que, dans la curation des phlegmasies pulmonaires qui survinrent durant cette constitution fébrile, lorsqu'elles prenaient un caractère grave et dangereux, après et avec les précautions convenables, il fallait donner le quinquina. On peut lire à ce sujet le Mémoire que j'ai publié dans le Journal universel des sciences médicales, mois de mai 1821. Je pense que je prescrivais le quinquina à une dose trop élevée; mais, depuis, l'expérience m'a fait diminuer la quantité de ce médicament. Et, pour que le médecin puisse agir de la même manière, en un mot, suivre une méthode curative uniforme dans le traitement des pyrexies périodiques et continues, il est rigoureusement nécessaire qu'il soit bien pénétré de l'*indication* thérapeutique qu'il faut remplir afin de couper les accès, et qu'il saisisse habilement l'*occasio præceps*. C'est ici que l'expérience individuelle dont j'ai fait mention doit se remarquer et produire les modifications que j'ai fait pressentir. Ainsi, lorsque l'on veut guérir une fièvre tierce, que je suppose sans aucune espèce de complication, on ne donne jamais le quinquina au moment du frisson, de la chaleur ou de la sueur. Si ce que l'on veut éviter arrive accidentellement, on remarque que l'accès est plus fort, plus fatigant; c'est pourquoi les praticiens donnent ce fébrifuge peu de temps après l'accès qui vient de finir; d'autres partagent le temps apyrétique en deux; d'autres encore le font prendre plus ou moins de temps avant le retour de l'accès : de même les uns prescrivent la dose en une seule fois; d'autres la partagent en deux ou trois prises inégales; enfin d'autres la fractionnent à l'infini : tous invoquent l'expérience, et la manière de le faire prendre et qu'ils suivent leur paraît la meilleure... Nous voyons ici le résultat inévitable de l'influence des localités, que l'on ne peut guère contester. Mais, pour le médecin qui ne se laisse pas entraîner par des préventions et des idées préconçues, de cette diversité, qui n'est à ses yeux que très-secondaire, jaillit un trait de lumière qui indique le but qu'il doit atteindre, de choisir le moment de *calme* pour prescrire le fébrifuge ; c'est là véritablement l'*occasio præceps* qu'il faut qu'il saisisse. J'insiste particulièrement sur ce point, parce que j'aurai bientôt besoin de le rappeler. Actuellement, si nous admettons que la fièvre tierce, au lieu d'être absolument simple, soit compliquée, n'importe comment, le médecin tiendra une conduite bien différente : ainsi, loin de passer de suite le quinquina, il combattra les complications, il réfléchira sur les terminaisons spontanées, il rapprochera l'expérience des autres de la sienne ; comparant tous ces faits avec ceux qu'il a sous les yeux, il verra de suite quelles sont les bases du traitement qu'il doit adopter. Alors, admirant les ressources immenses de la nature, souvent il respectera la marche naturelle de la maladie, éloignant du malade tout ce qui pourrait lui nuire ; mais, dans tous les cas, cherchant à l'imiter, il s'efforcera de produire les mêmes résultats que ceux qui ont paru précéder les guérisons spontanées. Mettant en parallèle les pyrexies périodiques printanières et automnales, il verra que celles-ci sont plus violentes, que les symptômes sont plus intenses, et que les événemens heureux spontanés sont infiniment plus rares. Sa conduite alors ne sera plus la même : les moyens qu'il employait au printemps et à une dose faible, seront prescrits en automne, mais à un degré plus élevé; par exemple, les amers suffisaient, en 1817 et 1818, pour couper les accès fébriles intermittens de la première saison; eh bien! la seconde saison la même maladie exigeait les mêmes moyens à une dose plus forte, et même le quinquina. Les années suivantes, à la même époque, les amers ne suffisaient plus; il fallait faire prendre l'écorce péruvienne : aussi, après le solstice d'été, la violence des symptômes obligeait de l'employer dès le début. Au printemps de 1821, avant de faire prendre le fébrifuge par excellence, il était nécessaire de faire usage d'autres moyens, comme déjà je l'ai indiqué. En automne, le même traitement, et avec les mêmes précautions, devait être suivi.

Je viens de parcourir le degré minime de la fièvre, degré que je regarde comme d'une étude plus facile, parce que le caractère de la maladie laisse le temps de la reconnaître, d'agir et de combattre efficacement la cause qui l'a produite et l'entretient. Le succès des secours de l'art est d'autant plus assuré que la nature indique d'une manière plus ostensible la conduite que le médecin doit tenir. Chaque accès est une maladie qui parcourt rapidement ses périodes, et dont nous observons le début, l'accroissement, le déclin et la convalescence. Ces quatre stades se remarquent également dans les fièvres continues et sont absolument semblables. Mais ici, comme dans celles que nous venons d'étudier, pour établir une méthode de classification basée sur les faits mêmes, il faut procéder du simple au composé. Or, nous voyons que toutes les maladies fébriles continues n'ont pas le même degré d'intensité ; que celles qui se manifestent les premières sont les plus bénignes de leur espèce, et que plus la saison automnale approche, plus leur violence ou leur gravité augmente. Ici, comme dans le genre des périodiques, le traitement des premières, que j'appelle *vernales*, se borne presque toujours à des moyens généraux, moyens qu'il faut encore employer dans le traitement des *automnales*, mais à un degré plus élevé. Très-souvent même on est encore obligé d'y joindre d'autres agens plus ou moins actifs, qui, dans la curation des premières, pourraient avoir de graves inconvéniens. Cette différence dans les agens thérapeutiques n'en établit pas une dans la nature de l'affection. Ce sont les nuances de celles-ci qui les déterminent, comme j'ai déjà fait remarquer que les accès périodiques pouvaient varier par la force, la longueur, etc., sans pour cela qu'il vînt dans l'esprit du médecin l'idée de les séparer en autant de classes, qui chacune réclamerait un traitement particulier. Agir de la sorte, ce serait assurément le comble de l'ignorance, et qui pourrait produire les plus grands malheurs : il faut donc considérer de même les fièvres continues. Un cheval d'une taille moyenne ou petite cesse-t-il d'être de la classe des chevaux, parce qu'il occupe moins de place sur le sol ? Non ; mais on les distingue par la forme, la force, etc. ; ce que nous devons faire pour la maladie lorsqu'elle revêt la forme de continuité. Procédant ainsi, l'on resterait encore en arrière du but qu'il faut et que l'on peut atteindre, de simplifier le traitement de ces dernières et de rendre l'événement heureux plus assuré. Il faut donc rapprocher les deux formes sous lesquelles la fièvre peut se déclarer, ne voir qu'un événement dans cette circonstance. Alors on observera que, si les accès intermittens simples se guérissent spontanément, de même les continues simples ne demandent que des soins hygiéniques ; que lorsque les premières exigent un traitement quelconque, soit pour combattre les complications, soit pour arrêter la maladie elle-même, les secondes réclament les mêmes moyens, et pour les mêmes raisons, c'est-à-dire, pour faire cesser les complications ou la lésion morbide. Comme j'ai annoncé que chaque praticien avait une méthode particulière de prescrire des remèdes actifs, pour couper les accès intermittens, méthode qu'il proclame la meilleure, et qui l'est en effet, pour l'endroit où il exerce, cette partie du traitement des fièvres continues éprouvera les mêmes variétés ; c'est ainsi que le médecin qui donne les amers ou le quinquina sitôt l'accès fini, fera prendre les mêmes médicamens, lorsque l'exacerbation sera tombée. Celui, au contraire, qui choisit un autre moment de calme, devra calculer l'époque du redoublement pour passer les mêmes moyens ; et, parmi ces derniers, il faut distinguer ceux que l'on emploie comme généraux, et ceux qui ont pour effet immédiat de couper les accès ou de changer la nature de la maladie. Les derniers doivent être donnés à dose plus élevée et par fractions moins divisées. Ainsi, lorsque je traite une fièvre quotidienne, durant l'apyrexie le malade boit des tisanes gommeuses, et si je juge nécessaire de prescrire le quinquina, je le fais prendre en deux ou trois fois ; la dernière des cinq heures avant l'heure présumée du retour de l'accès, j'agirai de même en traitant les fièvres continues de cette constitution. Les fiévreux boiront les mêmes liquides, et si je fais passer l'écorce péruvienne, je la partagerai en une ou deux prises. Lorsque je parle des fièvres périodiques ou continues, je n'entends que celles qui sont récentes, qu'on les ait traitées ou non. Celles qui durent depuis longtemps, et que l'on peut considérer en quelque sorte comme chroniques, font exception : elles peuvent offrir des complications qui réclament une attention toute particulière, et souvent il est nécessaire de les traiter avant la maladie fébrile, qui rentre alors dans sa classe lorsque ces complications n'existent plus. Mais je dois ramener l'attention sur ce que j'ai dit précédemment de la *continuité*, c'est-à-dire, que je considère cette forme de la maladie comme le degré le plus intense. Cette vérité, que je crois inattaquable, doit être sans cesse présente à l'esprit du médecin lorsqu'il prescrira le traitement, car celui-ci en subira d'utiles modifications : ainsi, par exemple, dans une fièvre tierce, le moment de calme est très-long; les organes précédemment malades le sont à peine, le plus souvent même ils ne le sont plus; dans la fièvre continue, ces mêmes organes sont moins fortement lésés dans la rémission, mais ne cessent jamais d'être altérés. Dans le premier cas, si je prescris l'écorce du Pérou, ou tout autre remède actif, je ne crains pas une réaction trop forte; tandis que, dans le second, je suis obligé de ne mettre en contact avec l'économie animale que la portion de médicament propre à combattre la lésion morbide, et non le malade. C'est pourquoi il faut saisir habilement l'*occasio præceps*, et n'agir qu'en temps opportun; sans quoi le médecin, loin d'être utile, deviendrait dangereux, et serait un véritable assassin. C'est donc ici le point difficile, et où le savoir médical doit briller du plus vif éclat; car il ne suffira pas de prescrire au hasard un médicament actif pour obtenir du succès. Celui qui, sans une éducation libérale, un jugement droit, l'habitude de bien observer les maladies et de s'en rendre compte; celui-là, dis-je, quoi qu'il fasse, sera toujours un dangereux et mauvais médecin; il pourra voir beaucoup de malades, mais peu de maladies, et ses connaissances médicales seront au niveau de celles d'une garde; tandis que l'homme de l'art qui, à une bonne éducation, joint un coup-d'œil juste et observateur, méditera les faits qu'il aura vus, il apprendra quelles sont les doses qu'il doit prescrire; car, sur ce point, il m'est impossible de rien établir de fixe, d'autant plus que je le crois très-variable. Cependant, lorsqu'il s'agit de faire prendre le quinquina, j'en ai toujours donné beaucoup moins que dans l'intervalle des accès; de même, je pense qu'il est très-important de ne pas trop partager la dose, afin qu'elle soit prise, non-seulement durant la rémission, mais encore assez de temps avant le retour de l'exacerbation, sans quoi celle-ci pourrait être plus forte, et la maladie augmentée par l'action même du remède. Presque toujours je la divise en deux prises, et jamais plus; je les faisais prendre à une demi-heure ou une heure de distance l'une de l'autre. J'ai pris l'écorce péruvienne pour exemple : la même règle doit être appliquée aux autres substances médicamenteuses, dont l'action est d'attaquer directement l'affection morbeuse. Mais, je le répète, bien que la nature de la maladie soit la même dans les deux formes périodique ou continue, les organes ne sont pas dans le même état après la cessation d'un accès et la chute d'un redoublement; en conséquence, les doses du remède ne doivent pas être les mêmes, et, dans cette circonstance, il vaut mieux être avare que prodigue. Le lendemain, montrant le résultat de la veille, vient indiquer s'il est nécessaire d'augmenter ou de diminuer la première dose; de même, aussitôt la gravité détruite, dans les fièvres continues, diminuer la dose du médicament, et le cesser promptement; sans quoi de nouveaux accidens surviendraient, car ce que l'école italienne appelle tolérance des organes n'est plus en harmonie avec la médication. Si donc, dans la pratique, on oubliait ce principe, établi sur la physiologie pathologique, on ne pourrait obtenir que de funestes résultats, et rejeter sur mes conseils ce qui appartiendrait exclusivement à l'artiste. Que l'on se rappelle donc que, dans les maladies périodiques, la médecine n'est active que dans le moment de calme. Rapprochons ce qui est semblable, et la conclusion qui se présente est toute naturelle, d'agir dans le moment de la rémission ; nous avons signalé, dans le premier cas, les inconvéniens majeurs qui résultaient d'une conduite opposée ; ici nous les verrions encore, mais plus formidables, parce que la maladie étant plus grave, il n'y a plus de fautes légères.

De tout ce qui précède je crois pouvoir établir les corollaires suivans :

1°. Toutes les fièvres périodiques et continues épidémiques, nées sous la même *constitution médicale*, sont de la *même nature*, puisqu'elles offrent les mêmes phénomènes morbides, depuis l'invasion jusqu'à la terminaison spontanée ou artificielle.

2° Pour connaître plus facilement le caractère de ces maladies, il faut procéder du simple au composé, c'est-à-dire, étudier la maladie dans son degré le plus faible, degré qui se manifeste sous le type intermittent. Dans cette dernière circonstance, examiner attentivement les pyrexies vernales qui sont les plus bénignes de leur classe, et d'après les guérisons spontanées, établir la méthode curative, soit que l'art doive être spectateur, soit qu'il doive agir activement.

3°. Comme l'observation démontre que les

fièvres d'accès automnales, sont toujours plus intenses que les vernales, il s'en suit naturellement que les efforts salutaires de la nature doivent être plus rares, et la médecine plus agissante. Dans ce cas il faut employer les mêmes moyens que ceux dont on faisait usage au printemps pour détruire les complications, combattre l'affection morbeuse, en favorisant les crises que les forces vitales détermineraient plus lentement, ou avec trop de peine, au point même de succomber.

4°. Rapprocher les premières fièvres continues des intermittentes vernales, dont elles ne diffèrent que par la forme, et les traiter de même, voir en elle le degré le plus faible de la maladie de leur classe, et lorsque celle-ci est à un degré plus élevé, comme dans les accès fébriles d'automne, prescrire les mêmes médicamens, mais à une dose différente, pour les raisons indiquées au numéro précédent.

5°. Procédant de la manière indiquée, se rappeler que les organes ne sont pas lésés au même degré dans les deux formes de la maladie, ce qui doit établir des différences dans le traitement, que la médecine ne peut être agissante, avec efficacité, que durant le calme, que celui-ci varie beaucoup, et que, si le médecin ne saisit pas l'*occasio præceps*, il aggrave la position du malade, rendra très-périlleuse une maladie facile à guérir, et mérite l'application de ces paroles de Baglivi (dites cependant dans une autre circonstance), « Nulla est ratio medendi melior quam medico abstinere, etc. »

9°. Afin d'éviter l'erreur qui pourrait être d'autant plus préjudiciable que la maladie est plus intense dans la curation de fièvre continue, avoir toujours présent à l'esprit que ce n'est en quelque sorte que la pyrexie intermittente *allongée*, et que le moment d'agir est toujours celui du plus grand calme, en un mot de la *rémission*, mais par les raisons que j'ai indiquées, modifier plus ou moins le traitement. Je prends pour exemple le quinquina et ses préparations. J'ai reconnu que le sulfate de quinine était le meilleur des fébrifuges anti-périodiques, tandis que, dans les fièvres continues, il m'a paru constamment nuisible, au point de l'abandonner et de le remplacer par l'écorce du Pérou. La même réflexion est applicable à toutes les classes de remèdes, c'est-à-dire, que parmi les toniques, les purgatifs, les anti-spasmodiques, etc., il s'en trouvera qu'il faudra préférer dans la forme maladive périodique et d'autres dans la forme maladive continue. Lors donc qu'il faudra traiter les fièvres intermittentes vernales et automnales, par des boissons dites délayantes, toniques, etc., suivies de purgatifs, des évacuations sanguines, etc., les mêmes moyens thérapeutiques réussiront dans la curation des fièvres continues, observant les règles que j'ai mentionnées au numéro précédent.

Je pense avoir atteint le but que je m'étais proposé, de simplifier et de faciliter la connaissance et le traitement des maladies fébriles. Ces heureux résultats seront obtenus avec d'autant plus de facilité, que la curation des pyrexies intermittentes est plus aisée, et que c'est absolument d'après la même méthode qu'il faut traiter les fièvres continues. Agissant ainsi, on se garantira de l'inquiétude qui dévorait le grand Sydenham, chaque fois que la constitution médicale imprimera un changement au caractère des affections morbeuses épidémiques, parce que, d'après les règles que j'ai fixées, il est toujours facile de connaître promptement et sans tentatives périlleuses ce qui est nuisible ou utile, et par conséquent la conduite qu'il faut tenir. On enlève aux affections continues le danger qui les accompagne, en les rapprochant des périodiques, forme sous laquelle elles cessent d'être graves, comme le dit le père de la médecine par cet aphorisme : « Febres quæcumque non intermittentes, tertia « die fortiores fiunt, magis periculosæ. Quo- « cumque autem modo intermiserint, periculum « abesse significat. S. III. Aph. II. »

FIN.

www.ingramcontent.com/pod-product-compliance
Ingram Content Group UK Ltd.
Pitfield, Milton Keynes, MK11 3LW, UK
UKHW012105240726
13965UKWH00004B/1558